AF463159

LES MODIFICATIONS DE LA NUTRITION PAR *Les Bains Carbogazeux de Royat* PRIS EN SÉRIE

PAR

JEAN HEITZ & MIGNARD

PARIS
MASSON & CIE, ÉDITEURS
LIBRAIRES DE L'ACADÉMIE DE MÉDECINE
120, boulevard Saint-Germain (6e)

1908

LES

MODIFICATIONS

DE

LA NUTRITION

PAR

Les Bains Carbogazeux de Royat

PRIS EN SÉRIE

PAR

JEAN HEITZ & MIGNARD

PARIS
MASSON & Cie, ÉDITEURS
LIBRAIRES DE L'ACADÉMIE DE MÉDECINE
120, boulevard Saint-Germain (6e)

1908

LES MODIFICATIONS DE LA NUTRITION PAR *Les Bains Carbogazeux de Royat* PRIS EN SÉRIE

PAR

JEAN HEITZ & MIGNARD

PARIS
MASSON & Cie, ÉDITEURS
LIBRAIRES DE L'ACADÉMIE DE MÉDECINE
120, boulevard Saint-Germain (6e)

1908

LES MODIFICATIONS
DE
LA NUTRITION
PAR LES
Bains Carbogazeux de Royat
PRIS EN SÉRIE

Une étude complète des modifications que peut subir la nutrition sous l'influence des bains carbogazeux nécessiterait un examen détaillé de toutes les éliminations de l'organisme, y compris les éliminations respiratoires. Or nous ne possédons de technique utilisable en clinique courante que pour l'examen de l'élimination rénale. Aussi, dans cet article, n'étudierons-nous la nutrition que d'après les constatations urinaires, et ce travail pourrait-il avoir pour sous-titre plus exact et plus précis : *étude des modifications qui peuvent survenir sous l'influence des bains carbogazeux dans l'élimination rénale des principes solides.*

Les observations limitées à ce seul point de vue apparaissent à première vue comme aisées à recueillir. Mais la simple réflexion montre aussitôt que la comparaison des urines d'avant et d'après la cure ne pourra donner de renseignements intéressants qu'à une seule condition : l'alimentation doit être restée identique pendant toute la durée de la cure. Or il est assez difficile, dans les conditions habituelles de l'existence, d'assurer pendant 15 à 20 jours consécutifs un état rigoureusement identique de l'alimentation. En dehors de l'hôpital, c'est là un effort quotidien et soutenu que l'on ne pourra obtenir que de sujets très intelligents et très désireux de collaborer à une œuvre scientifique. Le plus souvent, le médecin ne pourra, surtout dans une station thermale, compter que sur lui-même. Il devra, et c'est ce que nous avons fait dans les expériences relatées ci-dessous, peser à chaque repas une quantité fixe de chacun de ses mets, en exigeant un menu à peu près identique pendant toute la durée de l'expérience. On peut même dire que seules ces auto-observations possèdent une valeur documentaire absolue.

Cette réglementation de l'alimentation est la condition la plus importante pour une étude de ce genre, mais ce n'est qu'une des conditions nécessaires. Il importe en effet de régler avec le même soin, et pendant toute la durée de l'expérience la dose d'exercice physique et même de travail intellectuel effectués par le sujet. Or c'est là une chose beaucoup moins aisée à réaliser encore que le dosage de l'alimentation. Et cependant, les défenses de l'organisme doivent être rigoureusement fixées, au même titre que ses recettes, si l'on prétend juger l'effet de la cure hydrominérale d'après les modifications urinaires survenues pendant cette cure. Encore plus difficiles à obtenir sont un certain nombre de conditions extérieures telles que la régularité de la température de l'air, la régularité de vie, l'absence de préoccupations ou d'émotions, le maintien de la santé physique que peut venir troubler un refroidissement ou un léger embarras gastrique.

Supposons donc toutes ces conditions réalisées, et le sujet prenant chaque jour son bain carbogazeux. Il faudra encore que pendant la durée de l'expérience, la balance nous fasse constater le maintien du poids initial : seule, cette constatation nous montrera que l'alimentation répond bien aux besoins de l'organisme. Dans les conditions habituelles, en effet, les quantités d'aliments ingérées se règlent sur les besoins à peu près exactement grâce à l'appétit qui augmente ou qui diminue avec ces besoins. Mais lorsque l'alimentation a été fixée en quantité d'une manière préconçue, il est bien rare qu'elle se trouve correspondre exactement à ces besoins. Il en résulte que, selon les cas, le sujet, ou bien gagnera du poids ou bien au contraire maigrira pendant l'expérience. Dans l'une ou l'autre de ces circonstances, les éliminations urinaires pourront être modifiées d'une manière très différente. Pour s'en convaincre, on n'aura qu'à jeter les yeux sur les résultats de notre deuxième et de notre troisième expérience.

Ces quelques réflexions suffisent à montrer la complexité extrême de semblables recherches, et les difficultés considérables que l'on éprouve à réaliser des conditions d'expériences qui puissent donner des résultats réellement concluants. Nos confrères de Royat et nous-mêmes avons pratiqué sur nous-mêmes un certain nombre de ces expériences et les résultats contradictoires qu'elles ont donnés ne sont en rien surprenants, car il est aisé de voir qu'aucune de ces expériences n'a porté sur un sujet réellement maintenu dans un état d'équilibre nutritif parfait.

Bien que nous ne soyions pas arrivés à des conclusions positives, il nous a paru cependant intéressant de publier ici nos expériences encore inédites en les rapprochant des expériences antérieures : ce sont là en effet des faits d'attente, et des résultats qu'il sera intéressant de comparer avec ceux que l'on publiera sans doute ultérieurement. De toutes manières ils démontrent, avec une certaine éloquence, combien de semblables expériences sont délicates à conduire et combien il y a lieu d'être prudent dans les conclusions à en tirer.

*
* *

La première étude sur les modifications de l'élimination urinaire à la suite des bains carbogazeux de Royat a été celle de Bouchinet (1) qui ayant pris une série de 10 bains consécutifs, compara les urines du jour précédant cette série de bains avec celles des jours suivants jusqu'à la fin de l'expérience. Notre confrère était resté pendant toute cette période à son régime alimentaire ordinaire. Il nota une certaine augmentation du volume des urines (150 grammes en plus pendant les derniers jours), une augmentation de l'urée (près de 4 grammes), et de l'acide urique (20 à 25 centigrammes). Les valeurs de chlorures et de phosphates n'ont pas été modifiées. Aucune indication n'est donnée par Bouchinet sur son mode de vie pendant toute cette période, non plus que sur les variations possibles de son poids. Mais ces dernières indications ont relativement peu d'importance, étant donné que le régime alimentaire était libre.

Plus récemment, Mougeot (2) reprenait ces expériences sous une forme un peu différente, en prenant des précautions telles que quelques jours d'acclimatement, 3 heures régulières de marche chaque jour. L'alimentation fut maintenue aussi constante que possible pendant les 7 jours que dura l'expérience, les albuminoïdes oscillant entre 72 et 95 grammes par 24 heures. Quant aux autres principes de l'alimentation, Mougeot ne dit pas s'il les a régulièrement maintenus identiques par la pesée quotidienne.

Dans ces conditions, après 4 jours de régime, il prit

(1) Bouchinet. *Médecine moderne*, 24 juin 1893.
(2) Mougeot. *Soc. de biologie*, 23 juin 1906.

pendant 3 jours consécutifs, matin et soir, un bain carbogazeux de 30 minutes de durée. Il nota au 3e jour, par rapport à la journée précédant immédiatement les bains, une augmentation de la diurèse de 500 grammes, 50 pour 100 d'augmentation du chiffre d'urée (de 16 à 31 grammes), une diminution de 25 pour 100 du chiffre de l'acide urique (de 0,81 à 0,61), une légère augmentation des phosphates (20 centigrammes), et des chlorures (1 gramme environ). Quant au rapport azoturique, il passait de 91 pour 100 à 89 pour 100. Il est important de noter que le poids de notre confrère s'est augmenté pendant la durée de l'expérience, passant de 63kgr,400 au début, à 64kgr au 4e jour de régime et à 64kgr,150 au 7e jour. On en doit conclure que la quantité des aliments ingérés était légèrement supérieure aux besoins de l'organisme pendant cette période d'expérience.

Il est à noter aussi que prendre 6 bains en 3 jours s'écarte notablement des conditions habituelles de la cure de bains carbogazeux.

*
* *

La première de nos expériences personnelles a été poursuivie du 9 au 26 juin 1905. Trois jours auparavant, c'est-à-dire le 6 juin, l'un de nous déjà acclimaté à Royat par 10 jours de séjour, se soumit à un régime alimentaire constant qui fut continué jusqu'au 15 juin. Ce régime comprenait en 3 repas : 200 grammes de pain, 15 grammes de beurre, 50 grammes de sucre, 1 œuf, 160 grammes de viande pesée cuite, 120 grammes de féculents, 120 grammes de légumes verts (haricots verts, salades cuites), 100 grammes de fruits. Comme boisson, de l'eau (1).

(1) Nous n'avons pas cru devoir limiter à un chiffre fixe la quantité d'eau ingérée, en raison tout d'abord des variations quotidiennes de

A partir du 9 juin, le sujet en expérience prit chaque jour un bain carbogazeux de 15 minutes (bain de la source Eugénie, B, à eau courante, 34°). Le 15, il est à signaler un peu de diarrhée. Le 16, le régime dut être interrompu et ne put être repris que le surlendemain 18. Les bains furent alors suspendus du 16 au 21, jusqu'à rétablissement de l'équilibre, et repris du 21 au 26 juin, sans interruption et sans incident notable (bains de Saint-Mart 28°, eau dormante, 15 minutes).

Le tableau suivant montre pour chaque jour du 9 au 26 (exception faite des journées du 16 au 21), le volume total des urines, le chiffre des chlorures, le point cryoscopique Δ, le chiffre total des molécules éliminées $\frac{\Delta V}{P}$, et le chiffre des molécules élaborées $\frac{\delta V}{P}$ (1).

	Volumes.	NaCl p. 24 h.	Δ	$\frac{\Delta V}{P}$	$\frac{\delta V}{P}$	Observations.
9 juin 1905.	1 400cc	11gr,34	125	2 108	1 289	poids 87kgr,100.
10 —	1 250	10 ,50	138	2 070	1 312	
11 —	1 750	13 ,82	125	2 625	1 627	
12 —	1 600	13 ,60	135	2 565	1 582	
13 —	1 100	10 ,45	130	1 690	935	
14 —	1 620	11 ,05	160	2 145	1 346	
15 —	1 200	6 ,90	125	1 800	1 303	(diarrhée).
21 —	1 600	11 ,13	120	2 286	1 476	
22 —	1 375	11 ,09	130	1 950	1 149	
23 —	1 000	9 ,07	170	2 040	1 384	
24 —	1 200	10 ,92	140	1 960	1 172	
25 —	1 200	7 ,40	125	1 750	1 215	
26 —	1 300	10 ,92	130	1 960	1 169	poids 85kgr,700.

---

la température et par suite de l'évaporation cutanée. D'autre part, nous avons pensé qu'il serait impossible de juger l'action diurétique du bain si nous ne laissions les *ingesta* en liquides répondre librement aux besoins de l'organisme, ces derniers se réglant eux-mêmes d'après la diurèse.

(1) Ces valeurs ont été déterminées suivant la méthode de Claude et Balthazard, la première en multipliant le point cryoscopique par le vo-

Des analyses d'urines furent faites le 9, le 15 et le 24 juin et donnèrent les résultats suivants :

	9 juin 1905.	15 juin.	24 juin.
	—	—	—
Urée (par 24 heures).	24,50	22	22,80
Acide urique.	0,70	0,68	0,62
Azote total (en urée).	27,30	27,54	»
Acide phosphorique.	2,17	1,54	1,68
Soufre total.	2,05	2,03	»
Soufre acide.	1,63	1,68	»
Acidité.	47	35	»
Rapport azoturique.	89,78 %	82,35 %	38
Coefficient d'oxydation du soufre. .	79 %	82 %	»

Si nous résumons les chiffres ci-dessus, nous constatons que pendant cette première expérience la quantité des urines ainsi que le chiffre total des molécules éliminés $\left(\frac{\Delta V}{P}\right)$, après quelques fluctuations en sens divers, sont restés en fin de compte sensiblement les mêmes. Il en a été de même du chiffre des chlorures. L'urée au 6e jour avait diminué de 2 grammes, puis elle est restée stationnaire ; l'acide urique avait diminué très légèrement ; l'acide phosphorique plus fortement. Le rapport azoturique tombait de 7 pour 100, alors que le coefficient d'oxydation du soufre tendait plutôt vers l'augmentation, après 6 jours de bains.

Il est important de dire ici que, malgré l'attention que nous y portions, la dose d'exercice quotidien ne cessait de s'accroître à mesure que l'expérience s'avançait, et d'autre part que le poids du sujet s'abaissait, puisque du 9 au 26 juin, il avait diminué de 1 400 grammes, ce qui semble indiquer que l'alimentation n'était pas suffisante pour les besoins de l'organisme.

---

lume total des urines divisé par le poids, la seconde en multipliant par le même produit le point cryoscopique, déduction faite des molécules de chlorures qui ne font que traverser l'organisme sans être modifiées par ce dernier.

*
* *

Une seconde expérience fut reprise par le même sujet, en septembre 1905, vers la fin de la saison, dans l'espérance qu'il serait plus facile, à cette époque de l'année, de maintenir des conditions identiques de dépenses physiques. La même alimentation dosée fut reprise le 6 septembre, et le 9 les bains d'Eugénie furent commencés, dans les mêmes conditions qu'en juin, régulièrement chaque matin. Mais contrairement à ce que nous avions pu croire, une grave maladie d'un de nos clients nécessita, à partir du 11 septembre, un travail exagéré qui devint à certains moments du surmenage. Quoi qu'il en soit, le 18 septembre, juste le lendemain du jour où avait été pratiquée la seconde analyse d'urines, le sujet en expérience fut pris à midi d'une violente fièvre. A 5 heures sa température était de 39°,5, sous l'influence d'une amygdalite pultacée qui dura 48 heures. Le régime fut alors suspendu jusqu'au 21. Quant aux bains, ils ne furent repris que le 24, cette fois-ci à la source Saint-Mart et dans les mêmes conditions qu'en juin.

Le tableau ci-dessous montre les constatations urinaires de cette période. On peut noter que le poids s'est abaissé, comme dans la première expérience, depuis le 9 septembre (82^{kgr},100), jusqu'au 17 (81^{kgr},300), et au 28 (80^{kgr},250), soit une perte totale de 1 850 grammes. Le régime, déjà insuffisant en juin, l'était devenu d'une façon plus nette encore ici, en présence du surmenage relatif qui pendant une huitaine de jours avait coïncidé avec l'expérience :

	Volumes.	NaCl p. 24 h.	Δ	$\frac{\Delta V}{P}$	$\frac{\delta V}{P}$	Observations.
	—	—	—	—	—	—
9 sept. 1905.	1 750^{cc}	11^{gr},25	104	2 219	1 386	poids 82^{kgr},100.
10 —	1 500	10 ,66	124	1 929	1 140	
11 —	1 800	11 ,88	102	2 266	1 386	

	Volumes.	NaCl p. 24 h.	Δ	$\frac{\Delta V}{P}$	$\frac{\delta V}{P}$	Observations.
12 sept. 1905.	1 600	13 ,76	182	3 596	2 577	
13 —	2 250	13 ,50	145	4 027	3 027	
14 —	1 900	13 ,68	160	3 777	2 768	
15 —	1 750	8 ,05	152	3 894	3 228	(diarrhée).
16 —	1 850	12 ,21	153	3 494	2 590	
17 —	1 875	9 ,58	160	3 703	2 969	poids 81kgr,300.
24 —	1 775	14 ,55	90	1 972	895	
25 —	1 900	11 ,50	85	1 993	1 142	
26 —	1 775	13 ,13	97	2 125	1 163	
27 —	2 000	13	80	1 975	1 013	
28 —	2 000	13 ,20	100	2 468	1 491	poids 80kgr,250.

Des analyses d'urines furent faites le 9, le 17 et le 28 septembre ; elles donnèrent les chiffres suivants :

	9 sept. 1905.	17 sept.	28 sept.
Urée (par 24 heures)	26,25	18,75	23,43
Acide urique	0,91	1,01	1,18
Azote total (en urée)	27,33	25,87	30
Acide phosphorique	2,04	1,83	2,02
Soufre total	1,42	1,34	1,39
Soufre acide	1,26	1,03	1,13
Acidité	38	37,50	45
Rapport azoturique	96 %	72 %	78 %
Coefficient d'oxydation du soufre	88,7 %	76 %	77 %

En résumé, au cours de cette seconde expérience, et jusqu'à la veille de l'amygdalite, la quantité des urines s'est élevée légèrement en même temps que le chiffre des molécules totales augmentait considérablement. L'urée, l'acide phosphorique, les rapports azoturique et du soufre baissaient très notablement. Il est très regrettable que le dosage des bases minérales n'ait pas été pratiqué le 17 septembre. On peut admettre cependant avec toute vraisemblance qu'elles étaient augmentées et que cette augmentation était la cause de l'accroissement si considérable des molécules éliminées. On pourra voir en effet à la 3e expérience qu'il y a parallélisme très net entre les variations du produit $\frac{\Delta V}{P}$ et celles du chiffre des matériaux solides de l'urine.

De toutes manières, les modifications que nous venons de voir ne semblent pas être sous la dépendance de l'action des bains, mais bien plutôt du surmenage et de l'incubation de l'amygdalite qui devait éclater le 18.

Dans la seconde partie de l'expérience, du 24 au 28, toutes les valeurs urinaires s'accroissent progressivement. Au début elles sont très basses, ce qui correspond sans doute à la diète presque absolue maintenue pendant les 48 heures d'infection. On en pourrait incidemment conclure que les 3 jours de régime pesé (du 21 au 24) avaient été insuffisants pour rétablir l'équilibre nutritif.

La comparaison des chiffres urinaires de cette expérience est donc féconde en déductions intéressantes, mais elle ne peut nous renseigner utilement sur le mode d'influence des bains carbogazeux. On remarquera seulement que les chiffres des derniers jours tendent à s'élever au-dessus des chiffres du 9, alors cependant que le sujet n'avait fait pendant toute cette période qu'une dose très modérée d'exercice. Les bains de Saint-Mart, très gazeux, agissant sur un organisme fatigué et convalescent, semblent donc avoir poussé à l'élimination des matériaux solides.

*
* *

Une troisième expérience fut poursuivie l'été suivant, du 5 juin au 16 juin 1906.

Vu les enseignements des deux expériences précédentes, le régime alimentaire fut commencé dès le 1er juin, et en même temps légèrement accru par l'adjonction aux chiffres cités précédemment de 50 grammes de pain, de 5 grammes de beurre, de 10 grammes de sucre et d'un quart de litre de lait par 24 heures. Quant à l'exercice, tant physique qu'intellectuel, pendant cette période plus courte, il fut plus facile de le maintenir à un niveau à peu près constant. Les bains pris du 5 au 11 juin furent comme précédemment les bains d'Eugénie, B, à 34°, ceux du 12 au 16 juin, les bains de Saint-Mart à 28°, toujours de la même durée.

Voici les relevés obtenus pour cette troisième expérience :

	Volumes.	NaCl p. 24 h.	Δ	$\frac{\Delta V}{P}$	$\frac{\delta V}{P}$	
5 juin 1906.	2 100	11gr,12	94	2 407	1 528	poids 81kgr,300.
6 —	1 750	12 ,50	105	2 240	1 322	
7 —	2 900	15 ,08	71	2 510	1 407	
8 —	1 550	7 ,60	110	2 079	1 512	
9 —	1 900	12 ,49	99	2 284	1 427	poids 81kgr,850.
10 —	2 350	»	»	»	»	
11 —	2 600	15 ,84	»	»	»	
12 —	2 000	10	95	2 317	1 593	
13 —	2 500	13 ,25	94	2 865	1 900	
14 —	2 350	13 ,85	98	2 804	1 829	
15 —	2 400	14 ,40	103	3 014	1 987	
16 —	2 350	15 ,11	92	2 636	1 531	poids 82kgr,450.

Les analyses chimiques donnèrent les résultats suivants :

	5 juin 1906.	16 juin.
Matériaux solides (par 24 heures). . . .	67,30	71,08
— organiques.	48,61	51,46
— minéraux.	18,69	19,62
Urée.	26,25	38,77
Acide urique.	0,33	0,09
Acide phosphorique.	3,04	3,19
Rapport azoturique.	80 %	89 %

Ainsi donc, dans cette dernière expérience, on pouvait noter, vers la fin, une tendance à l'augmentation de la quantité des urines et une augmentation sensible à la fois de $\frac{\Delta V}{P}$ et des matériaux solides de l'urine. L'urée était augmentée de 12 grammes, et le rapport azoturique s'élevait à 9 pour 100. Il y avait légère augmentation de l'acide phosphorique et diminution très notable de l'acide urique.

Il est à noter aussi que, sans doute sous l'influence de l'augmentation de la ration alimentaire, le poids s'est élevé pendant ces onze jours de 1 150 grammes, contrairement à ce qui s'était passé lors des deux expériences précédentes. A ce point de vue, cette troisième observation coïncide exactement avec celle de Mougeot, chez qui le poids avait également tendu à s'élever pendant l'expérience en même temps que les éliminations augmentaient. La seule différence réside dans le rapport azoturique qui s'est élevé notablement ici alors qu'il tendait plutôt à s'abaisser dans l'expérience de Mougeot.

*
* *

Il est assez difficile de comparer à ces résultats expérimentaux ceux que nous pouvons obtenir en clinique thermale. C'est qu'il s'agit alors, non plus de sujets sains et soumis à un régime constant, mais de malades ou de sujets à nutrition déviée, et qui ont suivi pendant leur cure un régime alimentaire libre. Nous avons noté à maintes reprises chez ces malades l'augmentation de l'urée chaque fois qu'ils accusaient sous l'influence des bains, une excitation de l'appétit. Chez ceux, plus rares, que les bains fatiguaient légèrement, et dont l'appétit tombait, l'urée diminuait plus ou moins notablement. On ne peut donc attacher aucune importance aux variations quantitatives des différentes substances urinaires, pour caractériser la tendance de la nutrition.

Il y aurait peut-être lieu d'attacher plus d'importance aux variations des rapports urinaires, ou du moins de certains rapports tels que le rapport azoturique ou le coefficient d'oxydation du soufre. Nous avons montré en effet dans de précédentes communications (1) que lorsque les malades, libres de manger à leur faim, sont maintenus pendant leur cure à un régime *stable comme qualité* (régime lacto-végétarien chez les scléreux, régime privé d'hydrocarbures chez les diabétiques), les variations de ces rapports tendent à se faire presque toujours dans le même sens. Le rapport azoturique tend le plus souvent à s'élever, et il en est de même, plus souvent encore, du coefficient d'oxydation du soufre. Sans doute ces constatations sont sans valeur scientifique absolue. Elles ont été faites en effet chez des malades non soumis aux conditions d'alimentation et de vie nécessaires. On ne peut donc considérer les variations de leurs éliminations rénales comme répondant réellement à des modifications de la nutrition générale.

Mais cependant la clinique nous montre que simultanément à ces modifications urinaires, les malades présentaient une amélioration non douteuse de leur santé générale, comme en témoignaient la disparition des douleurs rhumatismales, des douleurs et du sable néphrétiques, des poussées eczémateuses. Or les méthodes de laboratoire doivent s'incliner devant les constatations de la clinique, et nous nous trouvons bien forcés d'admettre que la nutrition de ces malades était améliorée puisque leur état général était redevenu meilleur.

Revenons maintenant aux diverses expériences qui ont été poursuivies sur des sujets sains avec régime constant : un des principaux faits qui s'en dégagent est que l'augmentation de l'urée et du rapport azoturique va de pair le

---

(1) Jean HEITZ et MIGNARD. Des modifications des rapports urinaires à la suite des cures de bains carbogazeux de Royat (*Société d'hydrologie*, avril 1905). — Soufre urinaire et bains carbogazeux (*Société d'hydrologie*, février 1906).

plus souvent avec l'augmentation du poids. Ainsi en était-il, très nettement, dans la troisième de nos expériences. Par contre, la diminution de l'urée et du rapport azoturique avait coïncidé dans les deux premières expériences avec de la perte de poids et un certain degré de fatigue. L'augmentation de l'urée et du rapport azoturique apparaît donc chez le malade à régime libre et chez le sujet normal à régime fixe comme le syndrome urinaire accompagnant le plus souvent les périodes d'euphorie de l'organisme. C'est là à vrai dire une impression qui se dégage de nos constatations tant cliniques qu'expérimentales. Ce n'en est pas, loin de là, une déduction rigoureuse. Il est à souhaiter que de nouvelles expériences viennent s'ajouter à celles que nous avons rapportées et nous rapprocher de la solution de ces problèmes si complexes et d'un si grand intérêt.

CHARTRES. — IMPRIMERIE DURAND, RUE FULBERT.

CHARTRES. — IMPRIMERIE DURAND, RUE FULBERT.

www.ingramcontent.com/pod-product-compliance
Ingram Content Group UK Ltd.
Pitfield, Milton Keynes, MK11 3LW, UK
UKHW020233180726
13838UKWH00005B/2359